LIBRO DE COCINA DASH

2021

RECETAS FÁCILES Y DELICIOSAS PARA ACELERAR LA PÉRDIDA DE PESO Y BAJAR LA PRESION ARTERIAL

PILAR CRUZ

Tabla de contenido

Avena con mantequilla de maní

Tiempo de preparación: 6 horas y 10 minutos

Tiempo de cocción: 0 minutos.
Porciones: 1

Ingredientes:
- 1 cucharada de semillas de chía
- ½ taza de leche de almendras
- 2 cucharadas de mantequilla de maní natural
- 1 cucharada de stevia
- ½ taza de avena sin gluten
- 2 cucharadas de frambuesas

Direcciones:
1. En un tarro de albañil, combine la avena con las semillas de chía y los demás ingredientes excepto las frambuesas, revuelva un poco, tape y guarde en el refrigerador por 6 horas.
2. Cubra con las frambuesas y sirva para el desayuno.

Nutrición: calorías 454, grasa 23.9, fibra 12, carbohidratos 50.9, proteína 14.6

Bollos con Nueces y Frutas

Tiempo de preparación: 10 minutos.
Tiempo de cocción: 12 minutos.
Porciones: 8

Ingredientes:
- 2 tazas de harina de almendras
- ½ cucharadita de bicarbonato de sodio
- ¼ taza de arándanos, secos
- ¼ de taza de semillas de girasol
- ¼ de taza de albaricoques picados
- ¼ de taza de nueces picadas
- ¼ taza de semillas de sésamo
- 2 cucharadas de stevia
- 1 huevo batido

Direcciones:
1. En un bol, combine la harina con el bicarbonato de sodio, los arándanos y los demás ingredientes y revuelva bien.
2. Forme una masa cuadrada, enrolle sobre una superficie de trabajo enharinada y córtela en 16 cuadrados.
3. Coloque los cuadrados en una bandeja para hornear forrada con papel pergamino y hornee los bollos a 350 grados F durante 12 minutos.
4. Sirve los bollos para el desayuno.

Nutrición: calorías 238, grasa 19.2, fibra 4.1, carbohidratos 8.6, proteína 8.8

Galletas de plátano

Tiempo de preparación: 10 minutos.
Tiempo de cocción: 15 minutos.
Porciones: 12

Ingredientes:
- 1 taza de mantequilla de almendras
- ¼ de taza de stevia
- 1 cucharadita de extracto de vainilla
- 2 plátanos, pelados y machacados
- 2 tazas de avena sin gluten
- 1 cucharadita de canela en polvo
- 1 taza de almendras picadas
- ½ taza de pasas

Direcciones:
1. En un bol, combine la mantequilla con la stevia y los demás ingredientes y revuelva bien con una batidora de mano.
2. Coloque moldes medianos de esta mezcla en una bandeja para hornear forrada con papel pergamino y aplánelos un poco.
3. Cocínelos a 325 grados F durante 15 minutos y sírvalos para el desayuno.

Nutrición: calorías 280, grasa 16, fibra 4, carbohidratos 29, proteína 8

Avena de manzana

Tiempo de preparación: 10 minutos.
Tiempo de cocción: 7 horas.
Porciones: 4

Ingredientes:
- 2 manzanas, sin corazón, peladas y en cubos
- 1 taza de avena sin gluten
- 1 taza y media de agua
- 1 y ½ tazas de leche de almendras
- 2 cucharadas de viraje
- 2 cucharadas de mantequilla de almendras
- ½ cucharadita de canela en polvo
- 1 cucharada de semillas de lino, molidas
- Spray para cocinar

Direcciones:
1. Engrase una olla de cocción lenta con el aceite en aerosol y combine la avena con el agua y los demás ingredientes del interior.
2. Mezcle un poco y cocine a fuego lento durante 7 horas.
3. Dividir en tazones y servir para el desayuno.

Nutrición: calorías 149, grasa 3.6, fibra 3.9, carbohidratos 27.3, proteína 4.9

Muffins de arándanos

Tiempo de preparación: 10 minutos.
Tiempo de cocción: 25 minutos.
Porciones: 12

Ingredientes:
- 2 plátanos, pelados y machacados
- 1 taza de leche de almendras
- 1 cucharadita de extracto de vainilla
- ¼ de taza de jarabe de arce puro
- 1 cucharadita de vinagre de sidra de manzana
- ¼ taza de aceite de coco derretido
- 2 tazas de harina de almendras
- 4 cucharadas de azúcar de coco
- 2 cucharaditas de canela en polvo
- 2 cucharaditas de polvo de hornear
- 2 tazas de arándanos
- ½ cucharadita de bicarbonato de sodio
- ½ taza de nueces picadas

Direcciones:
1. En un bol, combine los plátanos con la leche de almendras, la vainilla y los demás ingredientes y bata bien.
2. Divida la mezcla en 12 moldes para muffins y hornee a 350 grados F durante 25 minutos.
3. Sirve los muffins para el desayuno.

Nutrición: calorías 180, grasa 5, fibra 2, carbohidratos 31, proteína 4

Crepes de coco

Tiempo de preparación: 10 minutos.
Tiempo de cocción: 6 minutos.
Porciones: 12

Ingredientes:
- 1 taza de harina de almendras
- 1 cucharada de linaza molida
- 2 tazas de leche de coco
- 2 cucharadas de aceite de coco derretido
- 1 cucharadita de canela en polvo
- 2 cucharaditas de stevia

Direcciones:
1. En un bol, combina la harina con la linaza, la leche, la mitad del aceite, la canela y la stevia y bate bien.
2. Calentar una sartén con el resto del aceite a fuego medio, agregar ¼ de taza de rebozado de crepas, esparcir en la sartén, cocinar 2-3 minutos por cada lado y transferir a un plato.
3. Repite con el resto de la masa de crepes y sírvelas en el desayuno.

Nutrición: calorías 71, grasa 3, fibra 1, carbohidratos 8, proteína 1

panqueques de arándanos

Tiempo de preparación: 10 minutos.
Tiempo de cocción: 7 minutos.
Porciones: 12

Ingredientes:
- 2 huevos batidos
- 4 cucharadas de leche de almendras
- 1 taza de yogur descremado
- 3 cucharadas de mantequilla de coco derretida
- ½ cucharadita de extracto de vainilla
- 1 y ½ tazas de harina de almendras
- 2 cucharadas de stevia
- 1 taza de arándanos
- 1 cucharada de aceite de aguacate

Direcciones:
1. En un bol, combine los huevos con la leche de almendras y los demás ingredientes excepto el aceite y bata bien.
2. Calentar una sartén con el aceite a fuego medio, agregar ¼ de taza de la masa, esparcir en la sartén, cocinar por 4 minutos, voltear, cocinar por 3 minutos más y transferir a un plato.
3. Repite con el resto de la masa y sirve los panqueques en el desayuno.

Nutrición: calorías 64, grasa 4.4, fibra 1.1, carbohidratos 4.7, proteína 1.8

Parfait de calabaza

Tiempo de preparación: 10 minutos.
Tiempo de cocción: 0 minutos.
Porciones: 4

Ingredientes:
- ¼ de taza de anacardos
- ½ taza de agua
- 2 cucharaditas de especias para pastel de calabaza
- 2 tazas de puré de calabaza
- 2 cucharadas de sirope de arce
- 1 pera, sin corazón, pelada y picada
- 2 tazas de yogur de coco

Direcciones:
1. En una licuadora, combine los anacardos con el agua y los demás ingredientes excepto el yogur y presione bien.
2. Divida el yogur en tazones, también divida la crema de calabaza por encima y sirva.

Nutrición: calorías 200, grasa 6.4, fibra 5.1, carbohidratos 32.9, proteína 5.5

waffles de patata dulce

Tiempo de preparación: 10 minutos.
Tiempo de cocción: 10 minutos.
Porciones: 6

Ingredientes:
- ½ taza de camote, cocido, pelado y rallado
- 1 taza de leche de almendras
- 1 taza de avena sin gluten
- 2 huevos batidos
- 1 cucharada de miel
- ¼ de cucharadita de levadura en polvo
- 1 cucharada de aceite de oliva
- Spray para cocinar

Direcciones:
1. En un bol, combine la batata con la leche de almendras y el resto de los ingredientes excepto el aceite en aerosol y bata bien.
2. Engrase la plancha para gofres con el aceite en aerosol y vierta 1/3 de la masa en cada molde.
3. Cocina los waffles durante 3-4 minutos y sírvelos en el desayuno.

Nutrición: calorías 352, grasa 22.4, fibra 6.7, carbohidratos 33.4, proteína 8.4

Tostada francesa

Tiempo de preparación: 10 minutos.
Tiempo de cocción: 5 minutos.
Porciones: 2

Ingredientes:
- 4 rebanadas de pan integral
- 2 cucharadas de azúcar de coco
- ½ taza de leche de coco
- 2 huevos batidos
- 1 cucharadita de extracto de vainilla
- Spray para cocinar

Direcciones:
1. En un bol, combine el azúcar con la leche, los huevos y la vainilla y bata bien.
2. Sumerja cada rebanada de pan en esta mezcla.
3. Calentar una sartén untada con aceite en aerosol a fuego medio, agregar las tostadas francesas, cocinar 2-3 minutos por cada lado, dividir en platos y servir para el desayuno.

Nutrición: calorías 508, grasa 30.8, fibra 7.1, carbohidratos 55.1, proteína 16.2

Avena de cacao

Tiempo de preparación: 10 minutos.
Tiempo de cocción: 20 minutos.
Porciones: 4

Ingredientes:
- 2 tazas de leche de almendras
- 1 taza de avena a la antigua
- 2 cucharadas de azúcar de coco
- 1 cucharadita de cacao en polvo
- 2 cucharaditas de extracto de vainilla

Direcciones:
1. Calentar una olla con la leche a fuego medio, agregar la avena y los demás ingredientes, llevar a fuego lento y cocinar por 20 minutos.
2. Divida la avena en tazones y sírvala caliente para el desayuno.

Nutrición: calorías 406, grasa 30, fibra 4.8, carbohidratos 30.2, proteína 6

Avena con Mango

Tiempo de preparación: 10 minutos.
Tiempo de cocción: 20 minutos.
Porciones: 4

Ingredientes:
- 2 tazas de leche de coco
- 1 taza de avena a la antigua
- 1 taza de mango, pelado y cortado en cubos
- 3 cucharadas de mantequilla de almendras
- 2 cucharadas de azúcar de coco
- ½ cucharadita de extracto de vainilla

Direcciones:
1. Ponga la leche en una olla, caliéntela a fuego medio, agregue la avena y los demás ingredientes, revuelva, lleve a fuego lento y cocine por 20 minutos.
2. Remueve la avena, divídela en tazones y sírvela.

Nutrición: calorías 531, grasa 41.8, fibra 7.5, carbohidratos 42.7, proteína 9.3

Avena Cerezas y Peras

Tiempo de preparación: 10 minutos.
Tiempo de cocción: 10 minutos.
Porciones: 6

Ingredientes:
- 2 tazas de avena a la antigua
- 3 tazas de leche de almendras
- 2 y ½ cucharadas de cacao en polvo
- 1 cucharadita de extracto de vainilla
- 10 onzas de cerezas, sin hueso
- 2 peras, sin corazón, peladas y en cubos

Direcciones:
1. En su olla a presión, combine la avena con la leche y los demás ingredientes, mezcle, cubra y cocine a temperatura alta durante 10 minutos.
2. Suelta la presión de forma natural durante 10 minutos, remueve la avena una vez más, divídela en tazones y sírvela.

Nutrición: calorías 477, grasa 30.7, fibra 8.3, carbohidratos 49.6, proteína 7

Cuencos de nueces y naranja

Tiempo de preparación: 10 minutos.
Tiempo de cocción: 20 minutos.
Porciones: 4

Ingredientes:
- 1 taza de avena cortada en acero
- 2 tazas de jugo de naranja
- 2 cucharadas de mantequilla de coco derretida
- 2 cucharadas de stevia
- 3 cucharadas de nueces pecanas picadas
- ¼ de cucharadita de extracto de vainilla

Direcciones:
1. Calentar una olla con el jugo de naranja a fuego medio, agregar la avena, la mantequilla y los demás ingredientes, batir, cocinar a fuego lento durante 20 minutos, dividir en tazones y servir para el desayuno.

Nutrición: calorías 288, grasa 39.1, fibra 3.4, carbohidratos 48.3, proteína 4.7

Duraznos horneados y crema

Tiempo de preparación: 10 minutos.
Tiempo de cocción: 20 minutos.
Porciones: 4

Ingredientes:
- 2 tazas de crema de coco
- 1 cucharadita de canela en polvo
- 1/3 taza de azúcar de palma
- 4 melocotones, sin hueso y cortados en gajos
- Spray para cocinar

Direcciones:
1. Engrase una bandeja para hornear con aceite en aerosol y combine los duraznos con los demás ingredientes del interior.
2. Hornee esto a 360 grados F durante 20 minutos, divídalo en tazones y sirva para el desayuno.

Nutrición: calorías 338, grasa 29.2, fibra 4.9, carbohidratos 21, proteína 4.2

Manzanas y tazones de yogur

Tiempo de preparación: 10 minutos.
Tiempo de cocción: 15 minutos.
Porciones: 4

Ingredientes:
- 1 taza de avena cortada en acero
- 1 y ½ tazas de leche de almendras
- 1 taza de yogur descremado
- ¼ de taza de sirope de arce
- 2 manzanas, sin corazón, peladas y picadas
- ½ cucharadita de canela en polvo

Direcciones:
1. En una olla, combine la avena con la harina y los demás ingredientes excepto el yogur, mezcle, lleve a fuego lento y cocine a fuego medio-alto durante 15 minutos.
2. Divida el yogur en tazones, divida la mezcla de manzanas y avena por encima y sirva para el desayuno.

Nutrición: calorías 490, grasa 30.2, fibra 7.4, carbohidratos 53.9, proteína 7

Avena con Mango y Granada

Tiempo de preparación: 10 minutos.
Tiempo de cocción: 20 minutos.
Porciones: 4

Ingredientes:
- 3 tazas de leche de almendras
- 1 taza de avena cortada en acero
- 1 cucharada de canela en polvo
- 1 mango, pelado y cortado en cubos
- ½ cucharadita de extracto de vainilla
- 3 cucharadas de semillas de granada

Direcciones:
1. Pon la leche en una olla y caliéntala a fuego medio.
2. Agregue la avena, la canela y los demás ingredientes, mezcle, cocine a fuego lento durante 20 minutos, divida en tazones y sirva para el desayuno.

Nutrición: calorías 568, grasa 44.6, fibra 7.5, carbohidratos 42.5, proteína 7.8

Tazones de semillas de chía y granada

Tiempo de preparación: 10 minutos.
Tiempo de cocción: 20 minutos.
Porciones: 4

Ingredientes:
- ½ taza de avena cortada en acero
- 2 tazas de leche de almendras
- ¼ de taza de semillas de granada
- 4 cucharadas de semillas de chía
- 1 cucharadita de extracto de vainilla

Direcciones:
1. Ponga la leche en una olla, lleve a fuego lento a fuego medio, agregue la avena y los demás ingredientes, lleve a fuego lento y cocine por 20 minutos.
2. Divida la mezcla en tazones y sirva para el desayuno.

Nutrición: calorías 462, grasa 38, fibra 13.5, carbohidratos 27.1, proteína 8.8

Picadillo De Huevo Y Zanahorias

Tiempo de preparación: 10 minutos.
Tiempo de cocción: 20 minutos.
Porciones: 4

Ingredientes:
- 2 zanahorias, peladas y en cubos
- 1 cucharada de aceite de oliva
- 1 cebolla amarilla picada
- 1 taza de queso cheddar bajo en grasa, rallado
- 8 huevos, batidos
- 1 taza de leche de coco
- Una pizca de sal y pimienta negra.

Direcciones:
1. Calienta una sartén con el aceite a fuego medio, agrega la cebolla y las zanahorias, revuelve y dora por 5 minutos.
2. Agregue los huevos y los demás ingredientes, mezcle, cocine durante 15 minutos revolviendo con frecuencia, divida en platos y sirva.

Nutrición: calorías 431, grasa 35.9, fibra 2.7, carbohidratos 10, proteína 20

Tortilla de pimientos morrones

Tiempo de preparación: 10 minutos.
Tiempo de cocción: 15 minutos.
Porciones: 4

Ingredientes:
- 4 huevos batidos
- Una pizca de pimienta negra
- ¼ taza de tocino bajo en sodio, picado
- 1 cucharada de aceite de oliva
- 1 taza de pimientos rojos picados
- 4 cebolletas picadas
- ¾ taza de queso bajo en grasa, rallado

Direcciones:
1. Calienta una sartén con el aceite a fuego medio, agrega las cebolletas y los pimientos morrones, revuelve y cocina por 5 minutos.
2. Agregue los huevos y los demás ingredientes, mezcle, extienda en la sartén, cocine por 5 minutos, voltee, cocine por otros 5 minutos, divida en platos y sirva.

Nutrición: calorías 288, grasa 18, fibra 0.8, carbohidratos 4, proteína 13.4

Frittata de perejil

Tiempo de preparación: 10 minutos.
Tiempo de cocción: 20 minutos.
Porciones: 4

Ingredientes:
- Una pizca de pimienta negra
- 4 huevos batidos
- 2 cucharadas de perejil picado
- 1 cucharada de queso bajo en grasa, rallado
- 1 cebolla morada picada
- 1 cucharada de aceite de oliva

Direcciones:
1. Calentar una sartén con el aceite a fuego medio, agregar la cebolla y la pimienta negra, remover y sofreír por 5 minutos.
2. Agrega los huevos mezclados con los demás ingredientes, esparce en la sartén, introduce en el horno y cocina a 360 grados F durante 15 minutos.
3. Divida la frittata entre platos y sirva.

Nutrición: calorías 112, grasa 8.5, fibra 0.7, carbohidratos 3.1, proteína 6.3

Huevos Horneados y Alcachofas

Tiempo de preparación: 5 minutos.
Tiempo de cocción: 20 minutos.
Porciones: 4

Ingredientes:
- 4 huevos
- 4 rebanadas de queso cheddar bajo en grasa, rallado
- 1 cebolla amarilla picada
- 1 cucharada de aceite de aguacate
- 1 cucharada de cilantro picado
- 1 taza de alcachofas enlatadas sin sal agregada, escurridas y picadas

Direcciones:
1. Engrasar 4 moldes con el aceite, dividir la cebolla en cada uno, romper un huevo en cada molde, agregar las alcachofas y cubrir con cilantro y queso cheddar.
2. Introduzca los moldes en el horno y hornee a 380 grados F durante 20 minutos.
3. Sirve los huevos horneados para el desayuno.

Nutrición: calorías 178, grasa 10.9, fibra 2.9, carbohidratos 8.4, proteína 14.2

Cazuela De Frijoles Y Huevos

Tiempo de preparación: 10 minutos.
Tiempo de cocción: 30 minutos.
Porciones: 8

Ingredientes:
- 8 huevos, batidos
- 2 cebollas rojas picadas
- 1 pimiento rojo picado
- 4 onzas de frijoles negros enlatados, sin sal agregada, escurridos y enjuagados
- ½ taza de cebollas verdes, picadas
- 1 taza de queso mozzarella bajo en grasa, rallado
- Spray para cocinar

Direcciones:
1. Engrase un molde para hornear con aceite en aerosol y esparza los frijoles negros, las cebollas, las cebolletas y el pimiento morrón en el molde.
2. Agrega los huevos mezclados con el queso, introduce en el horno y hornea a 380 grados F por 30 minutos.
3. Repartir la mezcla en platos y servir para el desayuno.

Nutrición: calorías 140, grasa 4.7, fibra 3.4, carbohidratos 13.6, proteína 11.2

Revuelto de queso con cúrcuma

Tiempo de preparación: 10 minutos.
Tiempo de cocción: 15 minutos.
Porciones: 4

Ingredientes:
- 3 cucharadas de mozzarella descremada, rallada
- Una pizca de pimienta negra
- 4 huevos batidos
- 1 pimiento rojo picado
- 1 cucharadita de cúrcuma en polvo
- 1 cucharada de aceite de oliva
- 2 chalotas picadas

Direcciones:
1. Calentar una sartén con el aceite a fuego medio, agregar las chalotas y el pimiento morrón, remover y sofreír por 5 minutos.
2. Agrega los huevos mezclados con el resto de los ingredientes, revuelve, cocina por 10 minutos, divide todo entre platos y sirve.

Nutrición: calorías 138, grasa 8, fibra 1.3, carbohidratos 4.6, proteína 12

Hash Browns y verduras

Tiempo de preparación: 10 minutos.
Tiempo de cocción: 20 minutos.
Porciones: 4

Ingredientes:
- 1 cucharada de aceite de oliva
- 4 huevos batidos
- 1 taza de croquetas de patata
- ½ taza de queso cheddar descremado, rallado
- 1 cebolla amarilla pequeña, picada
- Una pizca de pimienta negra
- ½ pimiento verde picado
- ½ pimiento rojo picado
- 1 zanahoria picada
- 1 cucharada de cilantro picado

Direcciones:
1. Calentar una sartén con el aceite a fuego medio-alto, agregar la cebolla y las croquetas y cocinar por 5 minutos.
2. Agrega los pimientos morrones y las zanahorias, revuelve y cocina por 5 minutos más.
3. Agrega los huevos, la pimienta negra y el queso, revuelve y cocina por otros 10 minutos.
4. Agrega el cilantro, revuelve, cocina un par de segundos más, divide todo en platos y sirve para el desayuno.

Nutrición: calorías 277, grasa 17.5, fibra 2.7, carbohidratos 19.9, proteína 11

Risotto de cebollino y tocino

Tiempo de preparación: 10 minutos.
Tiempo de cocción: 25 minutos.
Porciones: 4

Ingredientes:
- 3 rebanadas de tocino, bajo en sodio, picadas
- 1 cucharada de aceite de aguacate
- 1 taza de arroz blanco
- 1 cebolla morada picada
- 2 tazas de caldo de pollo bajo en sodio
- 2 cucharadas de parmesano bajo en grasa rallado
- 1 cucharada de cebollino picado
- Una pizca de pimienta negra

Direcciones:
1. Calentar una sartén con el aceite a fuego medio-alto, agregar la cebolla y el tocino, remover y cocinar por 5 minutos.
2. Agregue el arroz y los demás ingredientes, mezcle, cocine a fuego lento y cocine a fuego medio durante 20 minutos.
3. Revuelva la mezcla, divida en tazones y sirva para el desayuno.

Nutrición: calorías 271, grasa 7.2, fibra 1.4, carbohidratos 40, proteína 9.9

Quinua con canela, pistacho

Tiempo de preparación: 5 minutos.
Tiempo de cocción: 10 minutos.
Porciones: 4

Ingredientes:
- 1 taza y media de agua
- 1 cucharadita de canela en polvo
- 1 y ½ tazas de quinua
- 1 taza de leche de almendras
- 1 cucharada de azúcar de coco
- ¼ taza de pistachos picados

Direcciones:
1. Poner el agua y la leche de almendras en una olla, llevar a ebullición a fuego medio, agregar la quinoa y los demás ingredientes, batir, cocinar por 10 minutos, repartir en tazones, enfriar y servir para el desayuno.

Nutrición: calorías 222, grasa 16.7, fibra 2.5, carbohidratos 16.3, proteína 3.9

Mezcla de yogur de cerezas

Tiempo de preparación: 10 minutos.
Tiempo de cocción: 0 minutos.
Porciones: 4

Ingredientes:
- 4 tazas de yogur descremado
- 1 taza de cerezas, sin hueso y cortadas por la mitad
- 4 cucharadas de azúcar de coco
- ½ cucharadita de extracto de vainilla

Direcciones:
1. En un bol, combine el yogur con las cerezas, el azúcar y la vainilla, mezcle y guarde en el refrigerador por 10 minutos.
2. Dividir en tazones y servir el desayuno.

Nutrición: calorías 145, grasa 0, fibra 0.1, carbohidratos 29, proteína 2.3

Mezcla de ciruelas y coco

Tiempo de preparación: 10 minutos.
Tiempo de cocción: 15 minutos.
Porciones: 4

Ingredientes:
- 4 ciruelas, sin hueso y cortadas por la mitad
- 3 cucharadas de aceite de coco derretido
- ½ cucharadita de canela en polvo
- 1 taza de crema de coco
- ¼ de taza de coco sin azúcar, rallado
- 2 cucharadas de pipas de girasol tostadas

Direcciones:
1. En una fuente para horno, combine las ciruelas con el aceite, la canela y los demás ingredientes, introduzca en el horno y hornee a 380 grados F por 15 minutos.
2. Divida todo en tazones y sirva.

Nutrición: calorías 282, grasa 27.1, fibra 2.8, carbohidratos 12.4, proteína 2.3

Yogur de Manzanas

Tiempo de preparación: 10 minutos.
Tiempo de cocción: 0 minutos.
Porciones: 4

Ingredientes:
- 6 manzanas, sin corazón y en puré
- 1 taza de jugo de manzana natural
- 2 cucharadas de azúcar de coco
- 2 tazas de yogur descremado
- 1 cucharadita de canela en polvo

Direcciones:
1. En un bol, combine las manzanas con el zumo de manzana y los demás ingredientes, revuelva, divida en bol y guarde en el frigorífico durante 10 minutos antes de servir.

Nutrición: calorías 289, grasa 0.6, fibra 8.7, carbohidratos 68.5, proteína 3.9

Tazones de Fresa y Avena

Tiempo de preparación: 10 minutos.
Tiempo de cocción: 20 minutos.
Porciones: 4

Ingredientes:
- 1 y ½ tazas de avena sin gluten
- 2 y ¼ tazas de leche de almendras
- ½ cucharadita de extracto de vainilla
- 2 tazas de fresas en rodajas
- 2 cucharadas de azúcar de coco

Direcciones:
1. Poner la leche en una olla, llevar a fuego lento a fuego medio, agregar la avena y los demás ingredientes, remover, cocinar por 20 minutos, dividir en tazones y servir para el desayuno.

Nutrición: calorías 216, grasa 1.5, fibra 3.4, carbohidratos 39.5, proteína 10.4

Mezcla de arce y melocotón

Tiempo de preparación: 10 minutos.
Tiempo de cocción: 15 minutos.
Porciones: 4

Ingredientes:
- 4 melocotones, sin corazón y cortados en gajos
- ¼ de taza de sirope de arce
- ¼ de cucharadita de extracto de almendras
- ½ taza de leche de almendras

Direcciones:
1. Poner la leche de almendras en una olla, llevar a fuego lento a fuego medio, agregar los duraznos y los demás ingredientes, mezclar, cocinar por 15 minutos, dividir en tazones y servir para el desayuno.

Nutrición: calorías 180, grasa 7.6, fibra 3, carbohidratos 28.9, proteína 2.1

Arroz con canela y dátiles

Tiempo de preparación: 10 minutos.
Tiempo de cocción: 20 minutos.
Porciones: 4

Ingredientes:
- 1 taza de arroz blanco
- 2 tazas de leche de almendras
- 4 dátiles picados
- 2 cucharadas de canela en polvo
- 2 cucharadas de azúcar de coco

Direcciones:
1. En una olla, combine el arroz con la leche y los demás ingredientes, lleve a fuego lento y cocine a fuego medio durante 20 minutos.
2. Revuelva la mezcla nuevamente, divida en tazones y sirva para el desayuno.

Nutrición: calorías 516, grasa 29, fibra 3.9, carbohidratos 59.4, proteína 6.8

Yogur de higos, pera y granada

Tiempo de preparación: 10 minutos.
Tiempo de cocción: 0 minutos.
Porciones: 4

Ingredientes:
- 1 taza de higos, cortados por la mitad
- 1 pera, sin corazón y en cubos
- ½ taza de semillas de granada
- ½ taza de azúcar de coco
- 2 tazas de yogur descremado

Direcciones:
1. En un bol, combine los higos con el yogur y los demás ingredientes, mezcle, divida en tazones y sirva para el desayuno.

Nutrición: calorías 223, grasa 0.5, fibra 6.1, carbohidratos 52, proteína 4.5

Gachas De Nuez Moscada Y Fresas

Tiempo de preparación: 10 minutos.
Tiempo de cocción: 20 minutos.
Porciones: 4

Ingredientes:
- 4 tazas de leche de coco
- 1 taza de harina de maíz
- 1 cucharadita de extracto de vainilla
- 1 taza de fresas, cortadas por la mitad
- ½ cucharadita de nuez moscada molida

Direcciones:
1. Ponga la leche en una olla, lleve a fuego lento a fuego medio, agregue la harina de maíz y los demás ingredientes, mezcle, cocine por 20 minutos y retire del fuego.
2. Repartir la papilla entre platos y servir para el desayuno.

Nutrición: calorías 678, grasa 58.5, fibra 8.3, carbohidratos 39.8, proteína 8.2

Arroz Cremoso y Bayas

Tiempo de preparación: 10 minutos.
Tiempo de cocción: 20 minutos.
Porciones: 4

Ingredientes:
- 1 taza de arroz integral
- 2 tazas de leche de coco
- 1 cucharada de canela en polvo
- 1 taza de moras
- ½ taza de crema de coco sin azúcar

Direcciones:
1. Poner la leche en una olla, llevar a fuego lento a fuego medio, agregar el arroz y los demás ingredientes, cocinar por 20 minutos y dividir en tazones.
2. Sirva caliente para el desayuno.

Nutrición: calorías 469, grasa 30.1, fibra 6.5, carbohidratos 47.4, proteína 7

Arroz con vainilla y coco

Tiempo de preparación: 10 minutos.
Tiempo de cocción: 20 minutos.
Porciones: 6

Ingredientes:
- 2 tazas de leche de coco
- 1 taza de arroz basmati
- 2 cucharadas de azúcar de coco
- ¾ taza de crema de coco
- 1 cucharadita de extracto de vainilla

Direcciones:
1. En una olla, combine la leche con el arroz y los demás ingredientes, revuelva, lleve a fuego lento y cocine a fuego medio durante 20 minutos.
2. Revuelva la mezcla nuevamente, divida en tazones y sirva para el desayuno.

Nutrición: calorías 462, grasa 25,3, fibra 2,2, carbohidratos 55,2, proteína 4,8

Arroz de coco y cerezas

Tiempo de preparación: 10 minutos.
Tiempo de cocción: 25 minutos.
Porciones: 4

Ingredientes:
- 1 cucharada de coco rallado
- 2 cucharadas de azúcar de coco
- 1 taza de arroz blanco
- 2 tazas de leche de coco
- ½ cucharadita de extracto de vainilla
- ¼ de taza de cerezas, sin hueso y cortadas por la mitad
- Spray para cocinar

Direcciones:
1. Ponga la leche en una olla, agregue el azúcar y el coco, revuelva y lleve a fuego lento a fuego medio.
2. Agregue el arroz y los demás ingredientes, cocine a fuego lento durante 25 minutos revolviendo con frecuencia, divida en tazones y sirva.

Nutrición: calorías 505, grasa 29.5, fibra 3.4, carbohidratos 55.7, proteína 6.6

Mezcla de arroz con jengibre

Tiempo de preparación: 10 minutos.
Tiempo de cocción: 25 minutos.
Porciones: 4

Ingredientes:
- 1 taza de arroz blanco
- 2 tazas de leche de almendras
- 1 cucharada de jengibre rallado
- 3 cucharadas de azúcar de coco
- 1 cucharadita de canela en polvo

Direcciones:
1. Poner la leche en una olla, llevar a fuego lento a fuego medio, agregar el arroz y los demás ingredientes, remover, cocinar por 25 minutos, dividir en tazones y servir.

Nutrición: calorías 449, grasa 29, fibra 3.4, carbohidratos 44.6, proteína 6.2

Cazuela De Chili Salchicha

Tiempo de preparación: 10 minutos.
Tiempo de cocción: 35 minutos.
Porciones: 4

Ingredientes:
- 1 libra de croquetas de patata
- 4 huevos batidos
- 1 cebolla morada picada
- 1 ají picado
- 1 cucharada de aceite de oliva
- 6 onzas de salchicha baja en sodio, picada
- ¼ de cucharadita de chile en polvo
- Una pizca de pimienta negra

Direcciones:
1. Calentar una sartén con el aceite a fuego medio, agregar la cebolla y el chorizo, remover y dorar por 5 minutos.
2. Agregue las croquetas de patata y los demás ingredientes excepto los huevos y la pimienta, revuelva y cocine por 5 minutos más.
3. Vierta los huevos mezclados con la pimienta negra sobre la mezcla de salchicha, introduzca la sartén en el horno y hornee a 370 grados F durante 25 minutos.
4. Dividir la mezcla en platos y servir para el desayuno.

Nutrición: calorías 527, grasa 31,3, fibra 3,8, carbohidratos 51,2, proteína 13,3

Cuencos de arroz con champiñones

Tiempo de preparación: 10 minutos.
Tiempo de cocción: 30 minutos.
Porciones: 4

Ingredientes:
- 1 cebolla morada picada
- 1 taza de arroz blanco
- 2 dientes de ajo picados
- 2 cucharadas de aceite de oliva
- 2 tazas de caldo de pollo bajo en sodio
- 1 cucharada de cilantro picado
- ½ taza de queso cheddar sin grasa, rallado
- ½ libra de champiñones blancos, en rodajas
- Pimienta al gusto

Direcciones:
1. Calienta una sartén con el aceite a fuego medio, agrega la cebolla, el ajo y los champiñones, revuelve y cocina por 5-6 minutos.
2. Agregue el arroz y el resto de los ingredientes, lleve a fuego lento y cocine a fuego medio durante 25 minutos revolviendo con frecuencia.
3. Divida la mezcla de arroz en tazones y sírvala para el desayuno.

Nutrición: calorías 314, grasa 12.2, fibra 1.8, carbohidratos 42.1, proteína 9.5

Huevos de Tomate y Espinacas

Tiempo de preparación: 10 minutos.
Tiempo de cocción: 20 minutos.
Porciones: 4

Ingredientes:
- ½ taza de leche descremada
- Pimienta negra al gusto
- 8 huevos, batidos
- 1 taza de espinacas tiernas, picadas
- 1 cebolla amarilla picada
- 1 cucharada de aceite de oliva
- 1 taza de tomates cherry, en cubos
- ¼ de taza de queso cheddar sin grasa, rallado

Direcciones:
1. Calienta una sartén con el aceite a fuego medio, agrega la cebolla, revuelve y cocina por 2-3 minutos.
2. Agregue las espinacas y los tomates, revuelva y cocine por 2 minutos más.
3. Agregue los huevos mezclados con la leche y la pimienta negra y mezcle suavemente.
4. Espolvoree el queso cheddar por encima, introduzca la sartén en el horno y cocine a 390 grados F durante 15 minutos.
5. Dividir en platos y servir.

Nutrición: calorías 195, grasa 13, fibra 1.3, carbohidratos 6.8, proteína 13.7

Tortilla de sésamo

Tiempo de preparación: 5 minutos.
Tiempo de cocción: 15 minutos.
Porciones: 4

Ingredientes:

- 4 huevos batidos
- Una pizca de pimienta negra
- 1 cucharada de aceite de oliva
- 1 cucharadita de ajonjolí
- 2 cebolletas picadas
- 1 cucharadita de pimentón dulce
- 1 cucharada de cilantro picado

Direcciones:

1. Calienta una sartén con el aceite a fuego medio, agrega las cebolletas, revuelve y sofríe por 2 minutos.
2. Agrega los huevos mezclados con los demás ingredientes, revuelve un poco, esparce la tortilla en la sartén y cocina por 7 minutos.
3. Voltee, cocine la tortilla por 6 minutos más, divida en platos y sirva.

Nutrición: calorías 101, grasa 8.3, fibra 0.5, carbohidratos 1.4, proteína 5.9

Avena Calabacín

Tiempo de preparación: 5 minutos.
Tiempo de cocción: 20 minutos.
Porciones: 4

Ingredientes:
- 1 taza de avena cortada en acero
- 3 tazas de leche de almendras
- 1 cucharada de mantequilla descremada
- 2 cucharaditas de canela en polvo
- 1 cucharadita de especias para pastel de calabaza
- 1 taza de calabacines rallados

Direcciones:
1. Calentar una cacerola con la leche a fuego medio, agregar la avena y los demás ingredientes, remover, llevar a fuego lento y cocinar por 20 minutos, removiendo de vez en cuando.
2. Divida la avena en tazones y sírvala para el desayuno.

Nutrición: calorías 508, grasa 44.5, fibra 6.7, carbohidratos 27.2, proteína 7.5

Bol de Almendras y Coco

Tiempo de preparación: 5 minutos.
Tiempo de cocción: 20 minutos.
Porciones: 4

Ingredientes:
- 2 tazas de leche de coco
- 1 taza de coco rallado
- ½ taza de sirope de arce
- 1 taza de pasas
- 1 taza de almendras
- ½ cucharadita de extracto de vainilla

Direcciones:
1. Poner la leche en una olla, llevar a fuego lento a fuego medio, agregar el coco y los demás ingredientes y cocinar por 20 minutos, revolviendo de vez en cuando.
2. Divida la mezcla en tazones y sírvala tibia para el desayuno.

Nutrición: calorías 697, grasa 47.4, fibra 8.8, carbohidratos 70, proteína 9.6

Ensalada tibia de garbanzos

Tiempo de preparación: 5 minutos.
Tiempo de cocción: 15 minutos.
Porciones: 4

Ingredientes:
- 2 dientes de ajo picados
- 2 tomates, cortados en cubos
- 1 pepino, cortado en cubos
- 2 chalotas picadas
- 2 tazas de garbanzos enlatados, sin sal agregada, escurridos
- 1 cucharada de perejil picado
- 1/3 taza de menta picada
- 1 aguacate, sin hueso, pelado y cortado en cubitos
- 2 cucharadas de aceite de oliva
- Zumo de 1 lima
- Pimienta negra al gusto

Direcciones:
1. Calentar una sartén con el aceite a fuego medio, agregar el ajo y las chalotas, remover y cocinar por 2 minutos.
2. Agrega los garbanzos y los demás ingredientes, revuelve, cocina por 13 minutos más, divide en tazones y sirve para el desayuno.

Nutrición: calorías 561, grasa 23.1, fibra 22.4, carbohidratos 73.1, proteína 21.8

Budín de cacao y mijo

Tiempo de preparación: 10 minutos.
Tiempo de cocción: 30 minutos.
Porciones: 4

Ingredientes:
- 14 onzas de leche de coco
- 1 taza de mijo
- 1 cucharada de cacao en polvo
- ½ cucharadita de extracto de vainilla

Direcciones:
1. Ponga la leche en una olla, cocine a fuego lento a fuego medio, agregue el mijo y los demás ingredientes y cocine por 30 minutos revolviendo con frecuencia.
2. Dividir en tazones y servir para el desayuno.

Nutrición: calorías 422, grasa 25.9, fibra 6.8, carbohidratos 42.7, proteína 8

Pudín de chía

Tiempo de preparación: 15 minutos.
Tiempo de cocción: 0 minutos.
Porciones: 4

Ingredientes:
- 2 tazas de leche de almendras
- ½ taza de semillas de chía
- 2 cucharadas de azúcar de coco
- Ralladura de ½ limón rallada
- 1 cucharadita de extracto de vainilla
- ½ cucharadita de jengibre en polvo

Direcciones:
1. En un bol, combine las semillas de chía con la leche y los demás ingredientes, mezcle y deje reposar por 15 minutos antes de servir.

Nutrición: calorías 366, grasa 30,8, fibra 5,5, carbohidratos 20,8, proteína 4,6

Pudín de tapioca

Tiempo de preparación: 2 horas.
Tiempo de cocción: 0 minutos.
Porciones: 4

Ingredientes:
- ½ taza de perlas de tapioca
- 2 tazas de leche de coco caliente
- 4 cucharaditas de azúcar de coco
- ½ cucharadita de canela en polvo

Direcciones:
1. En un bol, combine la tapioca con la leche caliente y los demás ingredientes, revuelva y deje reposar por 2 horas antes de servir.
2. Dividir en tazones pequeños y servir para el desayuno.

Nutrición: calorías 439, grasa 28.6, fibra 2.8, carbohidratos 42.5, proteína 3.8

Hash de Cheddar

Tiempo de preparación: 10 minutos.
Tiempo de cocción: 25 minutos.
Porciones: 4

Ingredientes:
- 1 libra de croquetas de patata
- 1 cucharada de aceite de aguacate
- 1/3 taza de crema de coco
- 1 cebolla amarilla picada
- 1 taza de queso cheddar sin grasa, rallado
- Pimienta negra al gusto
- 4 huevos batidos

Direcciones:
1. Calentar una sartén con el aceite a fuego medio, agregar las croquetas de patata y la cebolla, remover y sofreír por 5 minutos.
2. Agrega el resto de los ingredientes excepto el queso, revuelve y cocina por 5 minutos más.
3. Espolvoree el queso por encima, introduzca la sartén en el horno y cocine a 390 grados F durante 15 minutos.
4. Repartir la mezcla en platos y servir para el desayuno.

Nutrición: calorías 539, grasa 33.2, fibra 4.8, carbohidratos 44.4, proteína 16.8

Ensalada De Guisantes

Tiempo de preparación: 10 minutos.
Tiempo de cocción: 20 minutos.
Porciones: 4

Ingredientes:
- 3 dientes de ajo picados
- 1 cebolla amarilla picada
- 1 cucharada de aceite de oliva
- 1 zanahoria picada
- 1 cucharada de vinagre balsámico
- 2 tazas de guisantes, cortados por la mitad
- ½ taza de caldo de verduras, sin sal agregada
- 2 cucharadas de cebolletas picadas
- 1 cucharada de cilantro picado

Direcciones:
1. Calienta una sartén con el aceite a fuego medio, agrega la cebolla y el ajo, revuelve y cocina por 5 minutos.
2. Agregue los guisantes y los demás ingredientes, mezcle y cocine a fuego medio durante 15 minutos.
3. Divida la mezcla en tazones y sírvala tibia para el desayuno.

Nutrición: calorías 89, grasa 4.2, fibra 3.3, carbohidratos 11.2, proteína 3.3

Mezcla de quinua y garbanzos

Tiempo de preparación: 10 minutos.
Tiempo de cocción: 20 minutos.
Porciones: 6

Ingredientes:
- 1 cebolla morada picada
- 1 cucharada de aceite de oliva
- 15 onzas de garbanzos enlatados, sin sal agregada y escurridos
- 14 onzas de leche de coco
- ¼ de taza de quinua
- 1 cucharada de jengibre rallado
- 2 dientes de ajo picados
- 1 cucharada de cúrcuma en polvo
- 1 cucharada de cilantro picado

Direcciones:
1. Calienta una sartén con el aceite a fuego medio, agrega la cebolla, revuelve y sofríe por 5 minutos.
2. Agrega los garbanzos, la quinoa y los demás ingredientes, revuelve, deja hervir a fuego lento y cocina por 15 minutos.
3. Divida la mezcla en tazones y sirva para el desayuno.

Nutrición: calorías 472, grasa 23, fibra 15.1, carbohidratos 54.6, proteína 16.6

Ensalada de Aceitunas y Pimientos

Tiempo de preparación: 5 minutos.
Tiempo de cocción: 15 minutos.
Porciones: 4

Ingredientes:
- 1 taza de aceitunas negras, sin hueso y cortadas por la mitad
- ½ taza de aceitunas verdes, sin hueso y cortadas por la mitad
- 1 cucharada de aceite de oliva
- 2 cebolletas picadas
- 1 pimiento rojo cortado en tiras
- 1 pimiento verde, cortado en tiras
- Ralladura de 1 lima rallada
- Zumo de 1 lima
- 1 manojo de perejil picado
- 1 tomate picado

Direcciones:
1. Calienta una sartén con el aceite a fuego medio, agrega las cebolletas, revuelve y sofríe por 2 minutos.
2. Agrega las aceitunas, los pimientos y el resto de ingredientes, revuelve y cocina por 13 minutos más.
3. Dividir en tazones y servir para el desayuno.

Nutrición: calorías 192, grasa 6.7, fibra 3.3, carbohidratos 9.3, proteína 3.5

Mezcla de judías verdes y huevos

Tiempo de preparación: 10 minutos.
Tiempo de cocción: 15 minutos.
Porciones: 4

Ingredientes:
- 1 diente de ajo picado
- 1 cebolla morada picada
- 1 cucharada de aceite de aguacate
- 1 libra de judías verdes, cortadas y cortadas por la mitad
- 8 huevos, batidos
- 1 cucharada de cilantro picado
- Una pizca de pimienta negra

Direcciones:
1. Calienta una sartén con el aceite a fuego medio, agrega la cebolla y el ajo y sofríe por 2 minutos.
2. Agregue las judías verdes y cocine por 2 minutos más.
3. Agregue los huevos, la pimienta negra y el cilantro, mezcle, extienda en la sartén y cocine por 10 minutos.
4. Divida la mezcla entre platos y sirva.

Nutrición: calorías 260, grasa 12.1, fibra 4.7, carbohidratos 19.4, proteína 3.6

Ensalada De Zanahoria Y Huevos

Tiempo de preparación: 10 minutos.
Tiempo de cocción: 0 minutos.
Porciones: 4

Ingredientes:
- 2 zanahorias en cubos
- 2 cebollas verdes picadas
- 1 manojo de perejil picado
- 2 cucharadas de aceite de oliva
- 4 huevos duros, pelados y cortados en cubos
- 1 cucharada de vinagre balsámico
- 1 cucharada de cebollino picado
- Una pizca de pimienta negra

Direcciones:
1. En un bol, combine las zanahorias con los huevos y el resto de ingredientes, mezcle y sirva para el desayuno.

Nutrición: calorías 251, grasa 9.6, fibra 4.1, carbohidratos 15.2, proteína 3.5

Bayas cremosas

Tiempo de preparación: 5 minutos.
Tiempo de cocción: 15 minutos.
Porciones: 4

Ingredientes:
- 3 cucharadas de azúcar de coco
- 1 taza de crema de coco
- 1 taza de arándanos
- 1 taza de moras
- 1 taza de fresas
- 1 cucharadita de extracto de vainilla

Direcciones:
1. Pon la nata en una olla, caliéntala a fuego medio, agrega el azúcar y los demás ingredientes, revuelve, cocina por 15 minutos, divide en boles y sirve para el desayuno.

Nutrición: calorías 460, grasa 16.7, fibra 6.5, carbohidratos 40.3, proteína 5.7

Tazones de Manzanas y Pasas

Tiempo de preparación: 5 minutos.
Tiempo de cocción: 15 minutos.
Porciones: 4

Ingredientes:
- 1 taza de arándanos
- 1 cucharadita de canela en polvo
- 1 y ½ tazas de leche de almendras
- ¼ taza de pasas
- 2 manzanas, sin corazón, peladas y en cubos
- 1 taza de crema de coco

Direcciones:
1. Ponga la leche en una olla, lleve a fuego lento a fuego medio, agregue las bayas y los demás ingredientes, mezcle, cocine por 15 minutos, divida en tazones y sirva para el desayuno.

Nutrición: calorías 482, grasa 7.8, fibra 5.6, carbohidratos 15.9, proteína 4.9

Gachas de jengibre alforfón

Tiempo de preparación: 10 minutos.
Tiempo de cocción: 25 minutos.
Porciones: 4

Ingredientes:
- 1 taza de trigo sarraceno
- 3 tazas de leche de coco
- ½ cucharadita de extracto de vainilla
- 1 cucharada de azúcar de coco
- 1 cucharadita de jengibre en polvo
- 1 cucharadita de canela en polvo

Direcciones:
1. Poner la leche y el azúcar en una olla, llevar a fuego lento a fuego medio, agregar el trigo sarraceno y los demás ingredientes, cocinar durante 25 minutos, revolviendo con frecuencia, dividir en tazones y servir para el desayuno.

Nutrición: calorías 482, grasa 14.9, fibra 4.5, carbohidratos 56.3, proteína 7.5

Ensalada De Coliflor Y Pimientos

Tiempo de preparación: 10 minutos.
Tiempo de cocción: 20 minutos.
Porciones: 4

Ingredientes:
- 1 libra de floretes de coliflor
- 1 cucharada de aceite de oliva
- 2 cebolletas picadas
- 1 pimiento rojo cortado en rodajas
- 1 pimiento amarillo, cortado en rodajas
- 1 pimiento verde, cortado en rodajas
- 1 cucharada de cilantro picado
- Una pizca de pimienta negra

Direcciones:
1. Calentar una sartén con el aceite a fuego medio, agregar las cebolletas, remover y sofreír por 2 minutos.
2. Agregue la coliflor y los demás ingredientes, mezcle, cocine por 16 minutos, divida en tazones y sirva para el desayuno.

Nutrición: calorías 271, grasa 11.2, fibra 3.4, carbohidratos 11.5, proteína 4

Pollo y Hash Browns

Tiempo de preparación: 10 minutos.
Tiempo de cocción: 25 minutos.
Porciones: 4

Ingredientes:
- 2 cucharadas de aceite de oliva
- 1 cebolla amarilla picada
- 2 dientes de ajo picados
- 1 cucharadita de condimento cajún
- 8 onzas de pechuga de pollo, sin piel, deshuesada y molida
- ½ libra de croquetas de patata
- 2 cucharadas de caldo de verduras, sin sal agregada
- 1 pimiento verde picado

Direcciones:
1. Calentar una sartén con el aceite a fuego medio, agregar la cebolla, el ajo y la carne y dorar por 5 minutos.
2. Agregue las papas fritas y los demás ingredientes, revuelva y cocine a fuego medio durante 20 minutos revolviendo con frecuencia.
3. Dividir en platos y servir para el desayuno.

Nutrición: calorías 362, grasa 14.3, fibra 6.3, carbohidratos 25.6, proteína 6.1

Burritos de Frijoles Negros

Tiempo de preparación: 5 minutos.
Tiempo de cocción: 12 minutos.
Porciones: 4

Ingredientes:
- 1 taza de frijoles negros enlatados, sin sal agregada, escurridos y enjuagados
- 1 pimiento verde picado
- 1 zanahoria, pelada y rallada
- 1 cucharada de aceite de oliva
- 1 cebolla morada en rodajas
- ½ taza de maíz
- 1 taza de queso cheddar bajo en grasa, rallado
- 6 tortillas de trigo integral
- 1 taza de yogur descremado

Direcciones:
1. Calienta una sartén con el aceite a fuego medio, agrega la cebolla y sofríe por 2 minutos.
2. Agregue los frijoles, la zanahoria, el pimiento morrón y el maíz, revuelva y cocine por 10 minutos más.
3. Acomoda las tortillas en una superficie de trabajo, divide la mezcla de frijoles en cada una, también divide el queso y el yogur, enrolla y sirve para el almuerzo.

Nutrición: calorías 451, grasa 7.5, fibra 13.8, carbohidratos 78.2, proteína 20.9

Mezcla de pollo y mango

Tiempo de preparación: 10 minutos.
Tiempo de cocción: 20 minutos.
Porciones: 4

Ingredientes:
- 2 pechugas de pollo, sin piel, deshuesadas y en cubos
- ¼ de taza de caldo de pollo bajo en sodio
- ½ taza de apio picado
- 1 taza de espinacas tiernas
- 1 mango, pelado y cortado en cubos
- 2 cebolletas picadas
- 1 cucharada de aceite de oliva
- 1 cucharadita de tomillo seco
- ¼ de cucharadita de ajo en polvo
- Una pizca de pimienta negra

Direcciones:
1. Calentar una sartén con el aceite a fuego medio-alto, agregar las cebolletas y el pollo y dorar por 5 minutos.
2. Agrega el apio y los demás ingredientes excepto la espinaca, revuelve y cocina por 12 minutos más.
3. Agregue las espinacas, mezcle, cocine por 2-3 minutos, divida todo entre platos y sirva.

Nutrición: calorías 221, grasa 9.1, fibra 2, carbohidratos 14.1, proteína 21.5

Tortas De Garbanzos

Tiempo de preparación: 10 minutos.
Tiempo de cocción: 10 minutos.
Porciones: 4

Ingredientes:
- 2 dientes de ajo picados
- 15 onzas de garbanzos enlatados, sin sal agregada, escurridos y enjuagados
- 1 cucharadita de chile en polvo
- 1 cucharadita de comino, molido
- 1 huevo
- 1 cucharada de aceite de oliva
- 1 cucharada de jugo de lima
- 1 cucharada de ralladura de lima rallada
- 1 cucharada de cilantro picado

Direcciones:
1. En una licuadora, combine los garbanzos con el ajo y los demás ingredientes excepto el huevo y presione bien.
2. Forma pasteles medianos con esta mezcla.
3. Calentar una sartén con el aceite a fuego medio-alto, agregar las tortas de garbanzos, cocinar por 5 minutos por cada lado, dividir en platos y servir para el almuerzo con una guarnición.

Nutrición: calorías 441, grasa 11,3, fibra 19, carbohidratos 66,4, proteína 22,2

Cuencos de salsa y coliflor

Tiempo de preparación: 10 minutos.
Tiempo de cocción: 10 minutos.
Porciones: 4

Ingredientes:
- 1 cucharada de aceite de aguacate
- 1 taza de pimientos rojos, cortados en cubos
- 1 libra de floretes de coliflor
- 1 cebolla morada picada
- 3 cucharadas de salsa
- 2 cucharadas de queso cheddar bajo en grasa, rallado
- 2 cucharadas de crema de coco

Direcciones:
1. Calienta una sartén con el aceite a fuego medio-alto, agrega la cebolla y los pimientos, y sofríe por 2 minutos.
2. Agrega la coliflor y los demás ingredientes, revuelve, cocina por 8 minutos más, divide en tazones y sirve.

Nutrición: calorías 114, grasa 5.5, fibra 4.3, carbohidratos 12.7, proteína 6.7

Ensalada de Salmón y Espinacas

Tiempo de preparación: 5 minutos.
Tiempo de cocción: 0 minutos.
Porciones: 4

Ingredientes:
- 1 taza de salmón enlatado, escurrido y desmenuzado
- 1 cucharada de ralladura de lima rallada
- 1 cucharada de jugo de lima
- 3 cucharadas de yogur descremado
- 1 taza de espinacas tiernas
- 1 cucharadita de alcaparras, escurridas y picadas
- 1 cebolla morada picada
- Una pizca de pimienta negra
- 1 cucharada de cebollino picado

Direcciones:
1. En un tazón, combine el salmón con la ralladura de lima, el jugo de lima y los demás ingredientes, mezcle y sirva frío para el almuerzo.

Nutrición: calorías 61, grasa 1.9, fibra 1, carbohidratos 5, proteína 6.8

Mezcla de pollo y col rizada

Tiempo de preparación: 10 minutos.
Tiempo de cocción: 20 minutos.
Porciones: 4

Ingredientes:
- 1 cucharada de aceite de oliva
- 1 libra de pechuga de pollo, sin piel, deshuesada y en cubos
- ½ libra de col rizada, desgarrada
- 2 tomates cherry, cortados por la mitad
- 1 cebolla amarilla picada
- ½ taza de caldo de pollo bajo en sodio
- ¼ taza de mozzarella descremada, rallada

Direcciones:
1. Calentar una sartén con el aceite a fuego medio, agregar el pollo y la cebolla y dorar por 5 minutos.
2. Agregue la col rizada y los demás ingredientes excepto la mozzarella, mezcle y cocine por 12 minutos más.
3. Espolvorear el queso por encima, cocinar la mezcla durante 2-3 minutos, dividir en platos y servir para el almuerzo.

Nutrición: calorías 231, grasa 6.5, fibra 2.7, carbohidratos 11.4, proteína 30.9

Ensalada de salmón y rúcula

Tiempo de preparación: 10 minutos.
Tiempo de cocción: 0 minutos.
Porciones: 4

Ingredientes:
- 6 onzas de salmón enlatado, escurrido y cortado en cubos
- 1 cucharada de vinagre balsámico
- 1 cucharada de aceite de oliva
- 2 chalotas picadas
- ½ taza de aceitunas negras, sin hueso y cortadas por la mitad
- 2 tazas de rúcula tierna
- Una pizca de pimienta negra

Direcciones:
1. En un bol, combine el salmón con las chalotas y los demás ingredientes, mezcle y guarde en el refrigerador por 10 minutos antes de servir para el almuerzo.

Nutrición: calorías 113, grasa 8, fibra 0.7, carbohidratos 2.3, proteína 8.8

Ensalada De Camarones Y Verduras

Tiempo de preparación: 5 minutos.
Tiempo de cocción: 10 minutos.
Porciones: 4

Ingredientes:
- 1 cucharada de aceite de oliva
- 1 libra de camarones, pelados y desvenados
- 1 cucharada de pesto de albahaca
- 1 taza de rúcula tierna
- 1 cebolla amarilla picada
- 1 pepino en rodajas
- 1 taza de zanahorias, ralladas
- 1 cucharada de cilantro picado

Direcciones:
1. Calienta una sartén con el aceite a fuego medio, agrega la cebolla y las zanahorias, revuelve y cocina por 3 minutos.
2. Agrega los camarones y los demás ingredientes, revuelve, cocina por 7 minutos más, divide en tazones y sirve.

Nutrición: calorías 200, grasa 5.6, fibra 1.8, carbohidratos 9.9, proteína 27

Wraps de pavo y pimientos

Tiempo de preparación: 10 minutos.
Tiempo de cocción: 3 minutos.
Porciones: 2

Ingredientes:
- 2 tortillas de trigo integral
- 2 cucharaditas de mostaza
- 2 cucharaditas de mayonesa
- 1 pechuga de pavo, sin piel, deshuesada y cortada en tiras
- 1 cucharada de aceite de oliva
- 1 cebolla morada picada
- 1 pimiento morrón rojo, cortado en tiras
- 1 pimiento verde, cortado en tiras
- ¼ taza de mozzarella descremada, rallada

Direcciones:
1. Calentar una sartén con el aceite a fuego medio, agregar la carne y la cebolla y dorar por 5 minutos.
2. Agregue los pimientos, mezcle y cocine por 10 minutos más.
3. Acomoda las tortillas en una superficie de trabajo, divide la mezcla de pavo en cada una, también divide la mayonesa, la mostaza y el queso, envuelve y sirve para el almuerzo.

Nutrición: calorías 342, grasa 11.6, fibra 7.7, carbohidratos 39.5, proteína 21.9

Sopa de judías verdes

Tiempo de preparación: 5 minutos.
Tiempo de cocción: 25 minutos.
Porciones: 4

Ingredientes:
- 2 cucharaditas de aceite de oliva
- 2 dientes de ajo picados
- 1 libra de judías verdes, cortadas y cortadas por la mitad
- 1 cebolla amarilla picada
- 2 tomates, en cubos
- 1 cucharadita de pimentón dulce
- 1 cuarto de caldo de pollo bajo en sodio
- 2 cucharadas de perejil picado

Direcciones:
1. Calentar una olla con el aceite a fuego medio-alto, agregar el ajo y la cebolla, remover y sofreír por 5 minutos.
2. Agregue las judías verdes y los demás ingredientes excepto el perejil, revuelva, cocine a fuego lento y cocine por 20 minutos.
3. Agregue el perejil, revuelva, divida la sopa en tazones y sirva.

Nutrición: calorías 87, grasa 2.7, fibra 5.5, carbohidratos 14, proteína 4.1

Ensalada de aguacate, espinacas y aceitunas

Tiempo de preparación: 5 minutos.
Tiempo de cocción: 0 minutos.
Porciones: 4

Ingredientes:
- 2 cucharadas de vinagre balsámico
- 2 cucharadas de menta picada
- Una pizca de pimienta negra
- 1 aguacate, pelado, sin hueso y en rodajas
- 4 tazas de espinacas tiernas
- 1 taza de aceitunas negras, sin hueso y cortadas por la mitad
- 1 pepino en rodajas
- 1 cucharada de aceite de oliva

Direcciones:
1. En una ensaladera, combine el aguacate con la espinaca y los demás ingredientes, mezcle y sirva para el almuerzo.

Nutrición: calorías 192, grasa 17.1, fibra 5.7, carbohidratos 10.6, proteína 2.7

Sartén de ternera y calabacín

Tiempo de preparación: 5 minutos.
Tiempo de cocción: 20 minutos.
Porciones: 4

Ingredientes:
- 1 libra de carne molida
- ½ taza de cebolla amarilla picada
- 1 cucharada de aceite de oliva
- 1 taza de calabacín en cubos
- 2 dientes de ajo picados
- 14 onzas de tomates enlatados, sin sal agregada, picados
- 1 cucharadita de condimento italiano
- ¼ taza de parmesano bajo en grasa, rallado
- 1 cucharada de cebollino picado
- 1 cucharada de cilantro picado

Direcciones:
1. Calentar una sartén con el aceite a fuego medio, agregar el ajo, la cebolla y la carne y dorar por 5 minutos.
2. Agrega el resto de los ingredientes, revuelve, cocina por 15 minutos más, divide en tazones y sirve para el almuerzo.

Nutrición: calorías 276, grasa 11,3, fibra 1,9, carbohidratos 6,8, proteína 36

Mezcla de tomillo, ternera y papas

Tiempo de preparación: 10 minutos.
Tiempo de cocción: 25 minutos.
Porciones: 4

Ingredientes:
- ½ libra de carne molida
- 3 cucharadas de aceite de oliva
- 1 y ¾ libras de papas rojas, peladas y cortadas en cubos
- 1 cebolla amarilla picada
- 2 cucharaditas de tomillo seco
- 1 taza de tomates enlatados, sin sal y picados
- Una pizca de pimienta negra

Direcciones:
1. Calentar una sartén con el aceite a fuego medio-alto, agregar la cebolla y la carne, remover y dorar por 5 minutos.
2. Agregue las papas y el resto de los ingredientes, mezcle, cocine a fuego lento, cocine por 20 minutos más, divida en tazones y sirva para el almuerzo.

Nutrición: calorías 216, grasa 14.5, fibra 5.2, carbohidratos 40.7, proteína 22.2

Sopa De Cerdo Y Zanahorias

Tiempo de preparación: 10 minutos.
Tiempo de cocción: 25 minutos.
Porciones: 4

Ingredientes:

- 1 cucharada de aceite de oliva
- 1 cebolla morada picada
- 1 libra de carne de estofado de cerdo, en cubos
- 1 cuarto de caldo de res bajo en sodio
- 1 libra de zanahorias, en rodajas
- 1 taza de puré de tomate
- 1 cucharada de cilantro picado

Direcciones:

1. Calentar una olla con el aceite a fuego medio-alto, agregar la cebolla y la carne y dorar por 5 minutos.
2. Agregue el resto de los ingredientes excepto el cilantro, cocine a fuego lento, reduzca el fuego a medio y hierva la sopa durante 20 minutos.
3. Sirva en tazones y sirva para el almuerzo con el cilantro espolvoreado encima.

Nutrición: calorías 354, grasa 14.6, fibra 4.6, carbohidratos 19.3, proteína 36

Ensalada De Camarones Y Fresas

Tiempo de preparación: 5 minutos.
Tiempo de cocción: 7 minutos.
Porciones: 4

Ingredientes:
- 1 taza de maíz
- 1 escarola, rallada
- 1 taza de espinacas tiernas
- 1 libra de camarones, pelados y desvenados
- 2 dientes de ajo picados
- 1 cucharada de jugo de lima
- 2 tazas de fresas, cortadas por la mitad
- 2 cucharadas de aceite de oliva
- 2 cucharadas de vinagre balsámico
- 1 cucharada de cilantro picado

Direcciones:
1. Calienta una sartén con el aceite a fuego medio-alto, agrega el ajo y dora por 1 minuto, agrega los camarones y el jugo de lima, revuelve y cocina por 3 minutos por cada lado.
2. En una ensaladera, combine los camarones con el elote, la escarola y los demás ingredientes, mezcle y sirva para el almuerzo.

Nutrición: calorías 260, grasa 9.7, fibra 2.9, carbohidratos 16.5, proteína 28

Ensalada De Camarones Y Judías Verdes

Tiempo de preparación: 5 minutos.
Tiempo de cocción: 10 minutos.
Porciones: 4

Ingredientes:

- 1 libra de judías verdes, cortadas y cortadas por la mitad
- 2 cucharadas de aceite de oliva
- 2 libras de camarones, pelados y desvenados
- 1 cucharada de jugo de limón
- 2 tazas de tomates cherry, cortados por la mitad
- ¼ taza de vinagre de frambuesa
- Una pizca de pimienta negra

Direcciones:

1. Calienta una sartén con el aceite a fuego medio-alto, agrega los camarones, revuelve y cocina por 2 minutos.
2. Agregue las judías verdes y los demás ingredientes, mezcle, cocine por 8 minutos más, divida en tazones y sirva para el almuerzo.

Nutrición: calorías 385, grasa 11.2, fibra 5, carbohidratos 15.3, proteína 54.5

Tacos de pescado

Tiempo de preparación: 10 minutos.
Tiempo de cocción: 10 minutos.
Porciones: 2

Ingredientes:
- 4 conchas de tacos de trigo integral
- 1 cucharada de mayonesa light
- 1 cucharada de salsa
- 1 cucharada de mozzarella descremada, rallada
- 1 cucharada de aceite de oliva
- 1 cebolla morada picada
- 1 cucharada de cilantro picado
- 2 filetes de bacalao, deshuesados, sin piel y en cubos
- 1 cucharada de puré de tomate

Direcciones:
1. Calienta una sartén con el aceite a fuego medio, agrega la cebolla, revuelve y cocina por 2 minutos.
2. Agregue el puré de pescado y tomate, mezcle suavemente y cocine por 5 minutos más.
3. Vierta esto en las conchas para tacos, también divida la mayonesa, la salsa y el queso y sirva para el almuerzo.

Nutrición: calorías 466, grasa 14.5, fibra 8, carbohidratos 56.6, proteína 32.9

Pasteles de calabacín

Tiempo de preparación: 10 minutos.
Tiempo de cocción: 10 minutos.
Porciones: 4

Ingredientes:
- 1 cebolla amarilla picada
- 2 calabacines rallados
- 2 cucharadas de harina de almendras
- 1 huevo batido
- 1 diente de ajo picado
- Una pizca de pimienta negra
- 1/3 taza de zanahoria, rallada
- 1/3 taza de queso cheddar bajo en grasa, rallado
- 1 cucharada de cilantro picado
- 1 cucharadita de ralladura de limón rallada
- 2 cucharadas de aceite de oliva

Direcciones:
1. En un bol, combine los calabacines con el ajo, la cebolla y los demás ingredientes excepto el aceite, revuelva bien y forme tortas medianas con esta mezcla.
2. Calentar una sartén con el aceite a fuego medio-alto, agregar los bizcochos de calabacín, cocinar 5 minutos por cada lado, dividir en platos y servir con una guarnición.

Nutrición: calorías 271, grasa 8.7, fibra 4, carbohidratos 14.3, proteína 4.6

Guiso de Garbanzos y Tomates

Tiempo de preparación: 10 minutos.
Tiempo de cocción: 20 minutos.
Porciones: 4

Ingredientes:
- 1 cucharada de aceite de oliva
- 1 cebolla amarilla picada
- 2 cucharaditas de chile en polvo
- 14 onzas de garbanzos enlatados, sin sal agregada, escurridos y enjuagados
- 14 onzas de tomates enlatados, sin sal agregada, en cubos
- 1 taza de caldo de pollo bajo en sodio
- 1 cucharada de cilantro picado
- Una pizca de pimienta negra

Direcciones:
1. Calienta una olla con el aceite a fuego medio-alto, agrega la cebolla y el chile en polvo, revuelve y cocina por 5 minutos.
2. Agrega los garbanzos y los demás ingredientes, revuelve, cocina por 15 minutos a fuego medio, divide en tazones y sirve para el almuerzo.

Nutrición: calorías 299, grasa 13.2, fibra 4.7, carbohidratos 17.2, proteína 8.1

Ensalada de pollo, tomate y espinacas

Tiempo de preparación: 10 minutos.
Tiempo de cocción: 0 minutos.
Porciones: 4

Ingredientes:
- 1 cucharada de aceite de oliva
- Una pizca de pimienta negra
- 2 pollos asados, sin piel, deshuesados y desmenuzados
- 1 libra de tomates cherry, cortados por la mitad
- 1 cebolla morada picada
- 4 tazas de espinacas tiernas
- ¼ de taza de nueces picadas
- ½ cucharadita de ralladura de limón rallada
- 2 cucharadas de jugo de limón

Direcciones:
1. En una ensaladera, combine el pollo con el tomate y los demás ingredientes, mezcle y sirva para el almuerzo.

Nutrición: calorías 349, grasa 8.3, fibra 5.6, carbohidratos 16.9, proteína 22.8

Tazones de espárragos y pimientos

Tiempo de preparación: 10 minutos.
Tiempo de cocción: 20 minutos.
Porciones: 4

Ingredientes:
- 3 dientes de ajo picados
- 2 cucharadas de aceite de oliva
- 1 cebolla morada picada
- 3 zanahorias en rodajas
- ½ taza de caldo de pollo bajo en sodio
- 2 tazas de espinacas tiernas
- 1 libra de espárragos, cortados y cortados por la mitad
- 1 pimiento rojo cortado en tiras
- 1 pimiento amarillo, cortado en tiras
- 1 pimiento verde, cortado en tiras
- Una pizca de pimienta negra

Direcciones:
1. Calentar una sartén con el aceite a fuego medio-alto, agregar la cebolla y el ajo, remover y sofreír por 2 minutos.
2. Agregue los espárragos y los demás ingredientes excepto la espinaca, mezcle y cocine por 15 minutos.
3. Agrega las espinacas, cocina todo por 3 minutos más, divide en tazones y sirve para el almuerzo.

Nutrición: calorías 221, grasa 11.2, fibra 3.4, carbohidratos 14.3, proteína 5.9

Estofado de ternera caliente

Tiempo de preparación: 10 minutos.
Hora de cocinar: 1 hora y 20 minutos

Porciones: 4

Ingredientes:
- 1 libra de carne de res para estofado, en cubos
- 1 taza de salsa de tomate sin sal agregada
- 1 taza de caldo de res bajo en sodio
- 1 cucharada de aceite de oliva
- 1 cebolla amarilla picada
- ¼ de cucharadita de salsa picante
- 1 cucharadita de cebolla en polvo
- 1 cucharadita de ajo en polvo
- 1 cucharada de cilantro picado

Direcciones:
1. Calentar una olla con el aceite a fuego medio-alto, agregar la carne y la cebolla, remover y dorar por 5 minutos.
2. Agrega la salsa de tomate y el resto de los ingredientes, lleva a fuego lento y cocina a fuego medio durante 1 hora y 15 minutos.
3. Dividir en tazones y servir para el almuerzo.

Nutrición: calorías 487, grasa 15,3, fibra 5,8, carbohidratos 56,3, proteína 15

Chuletas de cerdo con champiñones

Tiempo de preparación: 5 minutos.
Hora de cocinar: 8 horas y 10 minutos

Porciones: 4

Ingredientes:
- 4 chuletas de cerdo
- 1 cucharada de aceite de oliva
- 2 chalotas picadas
- 1 libra de champiñones blancos, en rodajas
- ½ taza de caldo de res bajo en sodio
- 1 cucharada de romero picado
- ¼ de cucharadita de ajo en polvo
- 1 cucharadita de pimentón dulce

Direcciones:
1. Calienta una sartén con el aceite a fuego medio-alto, agrega las chuletas de cerdo y las chalotas, revuelve, dora por 10 minutos y transfiere a una olla de cocción lenta.
2. Agrega el resto de los ingredientes, tapa y cocina a fuego lento durante 8 horas.
3. Divida las chuletas de cerdo y los champiñones entre platos y sirva para el almuerzo.

Nutrición: calorías 349, grasa 24, fibra 5.6, carbohidratos 46.3, proteína 17.5

Ensalada De Camarones Y Cilantro

Tiempo de preparación: 10 minutos.
Tiempo de cocción: 8 minutos.
Porciones: 4

Ingredientes:
- 1 cucharada de aceite de oliva
- 1 cebolla morada en rodajas
- 1 libra de camarones, pelados y desvenados
- 2 tazas de rúcula tierna
- 1 cucharada de vinagre balsámico
- 1 cucharada de jugo de limón
- 1 cucharada de cilantro picado
- Una pizca de pimienta negra

Direcciones:
1. Calienta una sartén con el aceite a fuego medio, agrega la cebolla, revuelve y sofríe por 2 minutos.
2. Agregue los camarones y los demás ingredientes, mezcle, cocine por 6 minutos, divida en tazones y sirva para el almuerzo.

Nutrición: calorías 341, grasa 11.5, fibra 3.8, carbohidratos 17.3, proteína 14.3

Guiso de berenjenas

Tiempo de preparación: 5 minutos.
Tiempo de cocción: 20 minutos.
Porciones: 4

Ingredientes:
- 1 libra de berenjenas, cortadas en cubos
- 2 dientes de ajo picados
- 2 cucharadas de aceite de oliva
- 1 cebolla amarilla picada
- 1 cucharadita de pimentón dulce
- ½ taza de cilantro picado
- 14 onzas de tomates enlatados bajos en sodio, picados
- 1 cucharada de cilantro picado

Direcciones:
1. Calienta una sartén con el aceite a fuego medio-alto, agrega la cebolla y el ajo y sofríe por 2 minutos.
2. Agrega la berenjena y los demás ingredientes excepto el cilantro, lleva a fuego lento y cocina por 18 minutos.
3. Dividir en tazones y servir con el cilantro espolvoreado por encima.

Nutrición: calorías 343, grasa 12.3, fibra 3.7, carbohidratos 16.56, proteína 7.2

Mezcla de carne y guisantes

Tiempo de preparación: 10 minutos.
Tiempo de cocción: 30 minutos.
Porciones: 4

Ingredientes:
- 1 y ¼ tazas de caldo de res bajo en sodio
- 1 cebolla amarilla picada
- 1 cucharada de aceite de oliva
- 2 tazas de guisantes
- 1 libra de carne de res para estofado, en cubos
- 1 taza de tomates enlatados, sin sal y picados
- 1 taza de cebolletas picadas
- ¼ taza de perejil picado
- Pimienta negra al gusto

Direcciones:
1. Calentar una olla con el aceite a fuego medio-alto, agregar la cebolla y la carne y dorar por 5 minutos.
2. Agregue los guisantes y los demás ingredientes, revuelva, cocine a fuego lento y cocine a fuego medio durante 25 minutos más.
3. Divida la mezcla en tazones y sirva para el almuerzo.

Nutrición: calorías 487, grasa 15.4, fibra 4.6, carbohidratos 44.6, proteína 17.8

Estofado de pavo

Tiempo de preparación: 5 minutos.
Tiempo de cocción: 30 minutos.
Porciones: 4

Ingredientes:
- 2 cucharadas de aceite de oliva
- 1 pechuga de pavo, sin piel, deshuesada y en cubos
- 1 taza de caldo de res bajo en sodio
- 1 taza de puré de tomate
- ¼ de cucharadita de ralladura de lima rallada
- 1 cebolla amarilla picada
- 1 cucharada de pimentón dulce
- 1 cucharada de cilantro picado
- 2 cucharadas de jugo de lima
- ¼ de cucharadita de jengibre rallado

Direcciones:
1. Calentar una olla con el aceite a fuego medio-alto, agregar la cebolla y la carne y dorar por 5 minutos.
2. Agrega el caldo y los demás ingredientes, lleva a fuego lento y cocina a fuego medio durante 25 minutos.
3. Divida la mezcla en tazones y sirva para el almuerzo.

Nutrición: calorías 150, grasa 8.1, fibra 2.7, carbohidratos 12, proteína 9.5

Ensalada de carne

Tiempo de preparación: 10 minutos.
Tiempo de cocción: 30 minutos.
Porciones: 4

Ingredientes:
- 1 libra de carne de res para estofado, cortada en tiras
- 1 cucharada de salvia picada
- 1 cucharada de aceite de oliva
- Una pizca de pimienta negra
- ½ cucharadita de comino, molido
- 2 tazas de tomates cherry, cortados en cubos
- 1 aguacate, pelado, sin hueso y en cubos
- 1 taza de frijoles negros enlatados, sin sal agregada, escurridos y enjuagados
- ½ taza de cebollas verdes, picadas
- 2 cucharadas de jugo de lima
- 2 cucharadas de vinagre balsámico
- 2 cucharadas de cilantro picado

Direcciones:
1. Calentar una sartén con el aceite a fuego medio-alto, agregar la carne y dorar por 5 minutos.
2. Agrega la salvia, la pimienta negra y el comino, revuelve y cocina por 5 minutos más.
3. Agrega el resto de los ingredientes, revuelve, reduce el fuego a medio y cocina la mezcla por 20 minutos.
4. Divida la ensalada en tazones y sirva para el almuerzo.

Nutrición: calorías 536, grasa 21.4, fibra 12.5, carbohidratos 40.4, proteína 47

Guiso de calabaza

Tiempo de preparación: 10 minutos.
Tiempo de cocción: 20 minutos.
Porciones: 4

Ingredientes:
- 1 libra de calabaza, pelada y cortada en cubos
- 1 taza de caldo de pollo bajo en sodio
- 1 taza de tomates enlatados, sin sal agregada, triturados
- 1 cucharada de aceite de oliva
- 1 cebolla morada picada
- 2 pimientos naranjas picados
- ½ taza de quinua
- ½ cucharada de cebollino picado

Direcciones:
1. Calienta una olla con el aceite a fuego medio, agrega la cebolla, revuelve y sofríe por 2 minutos.
2. Agregue la calabaza y los demás ingredientes, deje hervir a fuego lento y cocine por 15 minutos.
3. Revuelva el guiso, divídalo en tazones y sirva para el almuerzo.

Nutrición: calorías 166, grasa 5.3, fibra 4.7, carbohidratos 26.3, proteína 5.9

Mezcla de repollo y carne

Tiempo de preparación: 10 minutos.
Tiempo de cocción: 20 minutos.
Porciones: 4

Ingredientes:
- 1 repollo verde, rallado
- ¼ de taza de caldo de res bajo en sodio
- 2 tomates, en cubos
- 2 cebollas amarillas picadas
- ¾ taza de pimientos morrones rojos picados
- 1 cucharada de aceite de oliva
- 1 libra de carne molida
- ¼ de taza de cilantro picado
- ¼ de taza de cebollas verdes, picadas
- ¼ de cucharadita de pimiento rojo triturado

Direcciones:
1. Calentar una sartén con el aceite a fuego medio, agregar la carne y las cebollas, remover y dorar por 5 minutos.
2. Agregue el repollo y los demás ingredientes, mezcle, cocine por 15 minutos, divida en tazones y sirva para el almuerzo.

Nutrición: calorías 328, grasa 11, fibra 6,9, carbohidratos 20,1, proteína 38,3

Estofado de Cerdo y Judías Verdes

Tiempo de preparación: 5 minutos.
Hora de cocinar: 8 horas y 10 minutos

Porciones: 4

Ingredientes:
- 1 libra de carne de estofado de cerdo, en cubos
- 1 cucharada de aceite de oliva
- ½ libra de ejotes, cortados y cortados por la mitad
- 2 cebollas amarillas picadas
- 2 dientes de ajo picados
- 2 tazas de caldo de res bajo en sodio
- 8 onzas de salsa de tomate
- Una pizca de pimienta negra
- Una pizca de pimienta de Jamaica, molida
- 1 cucharada de romero picado

Direcciones:
1. Calentar una sartén con el aceite a fuego medio-alto, agregar la carne, el ajo y la cebolla, remover y dorar por 10 minutos.
2. Transfiera esto a una olla de cocción lenta, agregue los otros ingredientes también, tape y cocine a temperatura baja durante 8 horas.
3. Divida el guiso en tazones y sirva.

Nutrición: calorías 334, grasa 14,8, fibra 4,4, carbohidratos 13,3, proteína 36,7

Sopa Crema De Calabacín

Tiempo de preparación: 10 minutos.
Tiempo de cocción: 20 minutos.
Porciones: 4

Ingredientes:
- 1 cucharada de aceite de oliva
- 1 cebolla amarilla picada
- 1 cucharadita de jengibre rallado
- 450 g de calabacines picados
- 32 onzas de caldo de pollo bajo en sodio
- 1 taza de crema de coco
- 1 cucharada de eneldo picado

Direcciones:
1. Calienta una olla con el aceite a fuego medio, agrega la cebolla y el jengibre, revuelve y cocina por 5 minutos.
2. Agrega los calabacines y los demás ingredientes, lleva a fuego lento y cocina a fuego medio durante 15 minutos.
3. Licue con una licuadora de inmersión, divida en tazones y sirva.

Nutrición: calorías 293, grasa 12.3, fibra 2.7, carbohidratos 11.2, proteína 6.4

Ensalada De Camarones Y Uvas

Tiempo de preparación: 5 minutos.
Tiempo de cocción: 0 minutos.
Porciones: 4

Ingredientes:
- 2 cucharadas de mayonesa baja en grasa
- 2 cucharaditas de chile en polvo
- Una pizca de pimienta negra
- 1 libra de camarones, cocidos, pelados y desvenados
- 1 taza de uvas rojas, cortadas por la mitad
- ½ taza de cebolletas picadas
- ¼ de taza de nueces picadas
- 1 cucharada de cilantro picado

Direcciones:
1. En una ensaladera, combine los camarones con el chile en polvo y los demás ingredientes, mezcle y sirva para el almuerzo.

Nutrición: calorías 298, grasa 12.3, fibra 2.6, carbohidratos 16.2, proteína 7.8

Crema de zanahoria con cúrcuma

Tiempo de preparación: 5 minutos.
Tiempo de cocción: 25 minutos.
Porciones: 4

Ingredientes:
- 2 cucharadas de aceite de oliva
- 1 cebolla amarilla picada
- 1 libra de zanahorias, peladas y picadas
- 1 cucharadita de cúrcuma en polvo
- 4 tallos de apio picados
- 5 tazas de caldo de pollo bajo en sodio
- Una pizca de pimienta negra
- 1 cucharada de cilantro picado

Direcciones:
1. Calienta una olla con el aceite a fuego medio, agrega la cebolla, revuelve y sofríe por 2 minutos.
2. Agrega las zanahorias y los demás ingredientes, lleva a fuego lento y cocina a fuego medio durante 20 minutos.
3. Licue la sopa con una licuadora de inmersión, vierta en tazones y sirva.

Nutrición: calorías 221, grasa 9.6, fibra 4.7, carbohidratos 16, proteína 4.8

Sopa de res y frijoles negros

Tiempo de preparación: 10 minutos.
Hora de cocinar: 1 hora y 40 minutos

Porciones: 4

Ingredientes:
- 1 taza de frijoles negros enlatados, sin sal y escurridos
- 7 tazas de caldo de res bajo en sodio
- 1 pimiento verde picado
- 1 cucharada de aceite de oliva
- 1 libra de carne de res para estofado, en cubos
- 1 cebolla amarilla picada
- 3 dientes de ajo picados
- 1 ají picado
- 1 papa en cubos
- Una pizca de pimienta negra
- 1 cucharada de cilantro picado

Direcciones:
1. Calentar una olla con el aceite a fuego medio, agregar la cebolla, el ajo y la carne, y dorar por 5 minutos.
2. Agrega los frijoles y el resto de los ingredientes excepto el cilantro, lleva a fuego lento y cocina a fuego medio por 1 hora y 35 minutos.
3. Agregue el cilantro, sirva la sopa en tazones y sirva.

Nutrición: calorías 421, grasa 17.3, fibra 3.8, carbohidratos 18.8, proteína 23.5

Tazones de salmón y camarones

Tiempo de preparación: 10 minutos.
Tiempo de cocción: 13 minutos.
Porciones: 4

Ingredientes:
- ½ libra de salmón ahumado, deshuesado, sin piel y en cubos
- ½ libra de camarones, pelados y desvenados
- 1 cucharada de aceite de oliva
- 1 cebolla morada picada
- ¼ de taza de tomates, en cubos
- ½ taza de salsa suave
- 2 cucharadas de cilantro picado

Direcciones:
1. Calienta una sartén con el aceite a fuego medio-alto, agrega el salmón, revuelve y cocina por 5 minutos.
2. Agrega la cebolla, los camarones y los demás ingredientes, cocina por 7 minutos más, divide en tazones y sirve.

Nutrición: calorías 251, grasa 11.4, fibra 3.7, carbohidratos 12.3, proteína 7.1

Salsa de pollo y ajo

Tiempo de preparación: 5 minutos.
Tiempo de cocción: 20 minutos.
Porciones: 4

Ingredientes:
- 1 cucharada de aceite de oliva
- 1 cebolla amarilla picada
- Una pizca de pimienta negra
- 1 libra de pechugas de pollo, sin piel, deshuesadas y en cubos
- 4 dientes de ajo picados
- 1 taza de caldo de pollo bajo en sodio
- 2 tazas de crema de coco
- 1 cucharada de albahaca picada
- 1 cucharada de cebollino picado

Direcciones:
1. Calentar una sartén con el aceite a fuego medio-alto, agregar el ajo, la cebolla y la carne, remover y dorar por 5 minutos.
2. Agrega el caldo y el resto de los ingredientes, lleva a fuego lento y cocina a fuego medio durante 15 minutos.
3. Divida la mezcla entre platos y sirva.

Nutrición: calorías 451, grasa 16.6, fibra 9, carbohidratos 34.4, proteína 34.5

Estofado de pollo con cúrcuma y berenjena

Tiempo de preparación: 5 minutos.
Tiempo de cocción: 20 minutos.
Porciones: 4

Ingredientes:
- 1 libra de pechugas de pollo, sin piel, deshuesadas y en cubos
- 2 chalotas picadas
- 1 cucharada de aceite de oliva
- 1 berenjena en cubos
- 1 taza de tomates enlatados, sin sal y triturados
- 1 cucharada de jugo de lima
- Una pizca de pimienta negra
- ¼ de cucharadita de jengibre molido
- 1 cucharada de cilantro picado

Direcciones:
1. Calentar una olla con el aceite a fuego medio, agregar las chalotas y el pollo y dorar por 5 minutos.
2. Agrega el resto de los ingredientes, lleva a fuego lento y cocina a fuego medio por 15 minutos más.
3. Dividir en tazones y servir para el almuerzo.

Nutrición: calorías 441, grasa 14.6, fibra 4.9, carbohidratos 44.4, proteína 16.9

Mezcla de pollo y endivias

Tiempo de preparación: 5 minutos.
Tiempo de cocción: 20 minutos.
Porciones: 4

Ingredientes:
- 1 libra de muslos de pollo, deshuesados, sin piel y en cubos
- 2 endivias, ralladas
- 1 taza de caldo de pollo bajo en sodio
- 1 cucharada de aceite de oliva
- 1 cebolla amarilla picada
- 1 zanahoria en rodajas
- 2 dientes de ajo picados
- 8 onzas de tomates enlatados, sin sal agregada, picados
- 1 cucharada de cebollino picado

Direcciones:
1. Calienta una sartén con el aceite a fuego medio-alto, agrega la cebolla y el ajo y sofríe por 5 minutos.
2. Agrega el pollo y dora por 5 minutos más.
3. Agrega el resto de los ingredientes, lleva a fuego lento, cocina por 10 minutos más, divide en platos y sirve.

Nutrición: calorías 411, grasa 16.7, fibra 5.9, carbohidratos 54.5, proteína 24

Sopa de pavo

Tiempo de preparación: 10 minutos.
Tiempo de cocción: 40 minutos.
Porciones: 4

Ingredientes:
- 1 pechuga de pavo, sin piel, deshuesada, en cubos
- 1 cucharada de salsa de tomate, sin sal agregada
- 1 cucharada de aceite de oliva
- 2 cebollas amarillas picadas
- 1 cuarto de caldo de pollo bajo en sodio
- 1 cucharada de orégano picado
- 2 zanahorias en rodajas
- 3 dientes de ajo picados
- Una pizca de pimienta negra

Direcciones:
1. Calentar una olla con el aceite a fuego medio, agregar la cebolla y el ajo y sofreír por 5 minutos.
2. Agrega la carne y dórala por 5 minutos más.
3. Agrega el resto de los ingredientes, lleva a fuego lento y cocina a fuego medio durante 30 minutos.
4. Sirva la sopa en tazones y sírvala.

Nutrición: calorías 321, grasa 14.5, fibra 11.3, carbohidratos 33.7, proteína 16

Lightning Source UK Ltd.
Milton Keynes UK
UKHW021845180521
383961UK00003B/306